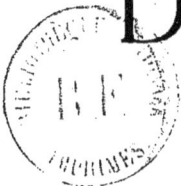
142   Tirage à 50 exemplaires

Perrette

imprimeur

DE ROUSSEL

BARONS

DE GODERVILLE & DE PUISSEGUIN

EN NORMANDIE ET EN GUYENNE

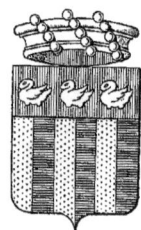

LIMOGES
IMPRIMERIE PERRETTE
—
1910

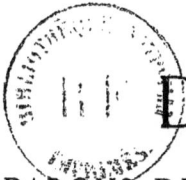

DE ROUSSEL

BARONS DE GODERVILLE ET DE PUISSEGUIN

EN NORMANDIE ET EN GUYENNE

Imprimé pour la Famille

DE ROUSSEL

BARONS

DE GODERVILLE & DE PUISSEGUIN

EN NORMANDIE ET EN GUYENNE

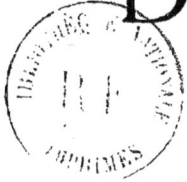

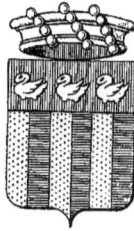

LIMOGES

IMPRIMERIE PERRETTE

—

1910

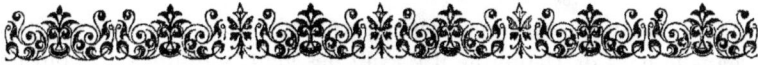

DE ROUSSEL

BARONS DE GODERVILLE ET DE PUISSEGUIN

EN NORMANDIE ET EN GUYENNE

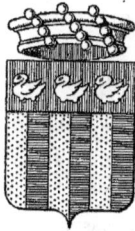

Pallé d'or et d'azur de six pièces, et un chef de gueules
chargé de trois merlettes d'argent.

Nicolas-Charles-Auguste de ROUSSEL (a) baron de Goderville
(b) près de Fécamp, dans la généralité de Rouen, a produit pour la
preuve de sa noblesse, ses titres en original depuis l'an 1482, et y a
joint une enquête faite le 17 juillet (c) 1521, en vertu d'une ordonnance d'Antoine du Bourg, Conseiller au Grand Conseil, et Com-
missaire du Roi sur le fait des Francs-Fiefs et nouveaux acquêts dans
la province de Normandie, par laquelle enquête un des témoins y
dénommés, appellé Charles le Machecrier, seigneur de Longuemare,

---

(a) Cette généalogie a été extraite de l'Armorial de d'Hozier (Registre IV, Tome III, page
485 et suivantes). Elle a été complétée pour la seconde moitié du XVIIIᵉ siècle et le XIXᵉ.
(b) Goderville est actuellement un chef-lieu de canton de 1500 habitants, situé dans l'ar-
rondissement du Hàvre.
(c) Original.

âgé de quarante-huit ans, dépose qu'il sçavait et était certain que dans le pays de Dauphiné il y avait des gentilshommes du nom DE ROUSSEL, et qu'il avait vu (a) un nommé.

PREMIER D'EGRÉ

AUBERT ROUSSEL du même pays de Dauphiné, et lieutenant du duc de Valentinois, suivant la guerre pour le parti du Roi, et de Noble Maison ; Qu'il avait ouï dire que de cet Aubert Roussel était descendu :

2. ROBERT ROUSSEL qui suit.

Un autre témoin déposa que ce

IIᵉ DEGRÉ

ROBERT ROUSSEL, natif de noble maison du pays de Dauphiné était venu par deçà au service du Roi (Charles VII) pour la conquête de Normandie (c'est-à-dire en 1449 au plus tard) et qu'il avait ouy dire que cë même Robert Roussel était père de

3. RAOUL ROUSSEL qui suit.

Un autre témoin (b), âgé de soixante-dix ans, ajouta que ce

IIIᵉ DEGRÉ

RAOUL ROUSSEL était réputé homme Noble, suivant les Ordonnances du Roi en la compagnie de Messire Pierre de Brézé, chevalier, lequel l'avait envoyé avec quelques autres Gens d'Armes au château de (c) Rouen, pour garder la place, et que depuis lui déposant l'avait vu homme d'Armes dans la compagnie de Messire

---

(a) L'enquête porte expressément que ce témoin avait vu depuis vingt ans Aubert Roussel. Mais c'est une faute de celui qui l'a rédigée par écrit. Raoul, qui, suivant cette même enquête, était cru petit-fils d'Aubert, se trouva, en 1449, à la reddition de Rouen : On ne peut guère lui supposer alors moins de vingt ans : Par conséquent il naquit au plus tard vers l'an 1429. En ne donnant également que vingt ans à Robert son père, et à Aubert son ayeul, lorsqu'ils se marièrent, il s'ensuivra que Robert devait être né vers l'an 1408 et Aubert vers l'an 1387. Or on ne persuadera point qu'un homme né en 1387, vécut encore en 1551. Donc dans le temps de l'enquête, en 1521, il y avait au moins quarante ans que Charles le Machecrier avait vu Aubert Roussel, c'est-à-dire qu'il l'avait vu vers l'an 1480 ; et Aubert devait être alors âgé de quatre-vingt-treize ans ou environ, en le supposant né vers l'an 1387.

(b) C'était François de Chefdeville, Ecuyer des ordonnances de la Morte-paye de Harfleur.

(c) La ville de Rouen fut réduite sous l'obéissance du roi Charles VII le 19 octobre 1449.

Charles d'Aronville, et par semblable en la compagnie de Messire François de la Sauvaigère, chevalier, capitaine de cent Lances des Ordonnances du Roi, étant alors en garnison à Béthune, ès quelles ordonnances le dit Raoul était décédé, et fut occis par les ennemis en une course près Bailleul en Flandres. Un quatrième témoin, âgé de quarante-huit ans, ajouta que dans le temps que lui déposant était jeune enfant (c'est-à-dire vers l'an 1480) il avait vu venir à Godarville (dans le pays de Caux) le dit Raoul Roussel que l'on disait être père de

4. NICOLAS ROUSSEL qui suit

et de

4. JEAN ROUSSEL, qui avait servi avec son père et son frère dans la Gendarmerie. Suivant la déposition du cinquième témoin, ce Jean Roussel était, vers l'an 1480, archer en la compagnie de François de la Sauvagère, capitaine de cent Lances, étant alors en garnison à Béthune.

IVᵉ DEGRÉ

NICOLAS ROUSSEL, et DE ROUSSEL, écuyer, puis chevalier, Sei-, gneur de Godarville (a) ou Goderville, servit de bonne heure dans la Gendarmerie (b). Le premier témoin (c) nommé dans l'enquête (d) dont on a parlé dans le préliminaire, déposa qu'il avait connu

(a) Dans les titres originaux anciens et nouveaux ce nom est orthographié indifféremment de Godarville ou de Goderville. D'après une notice sur le bourg de Goderville publié par M. Guitmeth : avant les Roussel, un roi d'Yvetot aurait été Seigneur de Godarville par son mariage avant 1359 avec Magdalène de Godarville, dame de Vergetot de la famille Godart de Godarville. Marguerite d'Yvetot, probablement fille ou du moins héritière de ces deux personnages, portait le titre de dame de Goderville..

(b) La gendarmerie à cette époque ne ressemblait en rien à la gendarmerie actuelle issue de la Maréchaussée. Elle fut organisée en « Compagnies », dites d'ordonnance, de 100 hommes d'armes ou de 100 lances. Une lance fournie, ainsi qu'on le disait alors, se composait de six personnes : l'homme d'armes armé de toutes pièces et sa suite, savoir : trois archers, un coutillier et un page ou varlet. « Il fallait être de la plus ancienne noblesse pour entrer dans les Compagnies. » Montluc confirme ce fait et nous apprend que les ordonnances étaient l'école où les gentilshommes allaient faire leur apprentissage en qualité de pages d'abord et ensuite d'archers. La gendarmerie française fut longtemps la première troupe de l'Europe. On connaît la réponse de François I à Charles-Quint qui lui demandait quelques Compagnies de gendarmes pour faire la guerre : « Ma gendarmerie, lui dit le roi de France, est le bras qui porte mon sceptre, je ne l'expose jamais au péril sans aller chercher la gloire avec elle. » (Histoire de l'Armée par Adrien Pascal. Tome I, pages 287 et suivantes).

(c) C'était François de Chefdeville, Ecuyer, âgé de soixante-dix ans, des Ordonnances de la Morte paye de Harfleur.

(d) Datée du 17 Juillet 1521 et produite en original.

Nicolas de Roussel, chevalier dès son jeune âge, ayant servi longtemps ensemble dans la Gendarmerie, en la Bande de Messire François de la Sauvaigère, chevalier, capitaine de cent Lances des Ordonnances du Roi ; en laquelle Bande ledit Nicolas était archer : Que depuis que lui déposant était sorti de la dite Bande, il savait que ledit
Nicolas de Roussel, chevalier, avait toujours suivi et fréquenté la
Gendarmerie esdites Ordonnances : Et qu'il avait eu charge de gens
de pied en la guerre de Bretagne, il y avait alors vingt-sept à vingt-
huit ans (c'est-à-dire vers l'an 1493 ou 1494). Un troisième témoin
ajouta que Nicolas passait pour bon Gendarme, et était fort estimé ;
Et la déposition du quatrième témoin, étant devenu ancien il se retira des Ordonnances du Roi en sa maison et Seigneurie de Godarville (a) où il vivait noblement, suivant le Ban du Roi ainsi que les
autres Nobles du Pays ; cependant un sixième témoin assura que ce
Nicolas de Roussel, Gendarme en la compagnie de François de la Sauvagère, y avait fini ses jours. Le jeudi 9 mai (b)
1482, il reconnut que par son contrat de mariage avec Demoiselle
Guillemette d'Ellebeuf, son affiée, (parente de Robin d'Ellebeuf,
Ecuyer, qui fit au Roi en 1455, les foi et hommage (c) du fief de Godarville), ils avaient pris à titre d'héritage perpétuel de Robert le
Machecrier, Ecuyer, et de Demoiselle Jeanne Langlois, sa femme,
mère de ladite Demoiselle d'Ellebeuf, tout et tel droit, Seigneurerie,
domination etc., que lesdits Robert et Jeanne avaient en toute la Terre et Seigneurie de Goderville et ses dépendances, de laquelle était
Seigneur le dit Robert le Machecrier, comme étant au droit
de ladite demoiselle Langlois sa femme, et ce, moyennant la somme
de quatre-vingt-dix livres tournois de rente, payable seulement pendant la vie de cette Jeanne Langlois. Cette Terre et Seigneurie était
mouvante du Roi pour un plein fief de (d) Haubert, à cause de la Vicomté de Montivillier ; il en fit hommage entre les mains du Chance-

---

(a) Le manoir des sires et barons de Goderville existe encore ; c'est une imposante construction en briques et pierres de la fin du XVe siècle ou du commencement du XVIe. Ce
manoir était anciennement défendu par un large fossé dont les eaux baignent encore le pied
de ses épaisses murailles. (Notice sur le bourg de Goderville par Guitmeth).

(b) Original. (c) Cet acte de foi et hommage est énoncé dans une information de l'an 1586
produite en original, et dont on parlera plus bas dans une note sur l'article de Bertrand de
Roussel petit-fils de Nicolas.

(d) Prouvé par un aveu de cette Terre rendu le 20 Janvier 1484 et produit par copie collationnée sur l'original en 1579.

lier le 29 janvier (a) 1483, vieux style, aussi bien que de plusieurs
autres, toutes assises au baillage de Caux, et dans la même mou-
vance ; et en rendit aveu (b) en la chambre des comptes de Paris, le
20 janvier (c) 1484, vieux style ; la copie ancienne qu'on a de cet
aveu porte qu'il y apposa le cachet de ses armes. Il y avait de toute
ancienneté dans le bourg de Godarville une foire renommée qui se
tenait tous les ans, le jour de Sainte Madeleine. Nicolas, pour procu-
rer de plus grands avantages à ses Vassaux et à leurs voisins, en de-
manda trois autres au Roi, à qui il représenta que sa terre de Goderville, qui était une belle Seigneurie, et d'une grande étendue, était
venue en grande ruine et désolation à l'occasion des guerres et divi-
sions qui avaient eu cours par cy-devant ; et il les obtint par lettres
du mois de février (d) 1483, vieux style, en considération de plusieurs bons et agréables services qu'il avait rendus au feu Roi, père
de Sa Majesté, au fait de ses guerres, et aussi en considération de
ceux qu'il lui rendait actuellement. Il fut fait chevalier à Paris avec
les cérémonies ordinaires de la propre main du Roi François I, le
14 mars 1514, c'est-à-dire 1515, et les Rois d'armes lui en délivrè-
rent le même jour un certificat (e) conçu en ces termes :

« Nous Normandie et Bretaigne, Roys d'armes, certifions que au-
jourduy quatorzième jour de Mars, l'an 1514, en ceste noble Ville
Capitalle de France, le très Chrestien Roy notre souverain Seigneur
Françoys, premier de ce nom, en son pallays de la Noble cité de Pa-
ris, à l'yssuë de son digner, en la présence de Monseigneur le Cardi-
nal d'Albreict, freire du Roy de Navare, de Monseigneur le Conesta-
ble Duc de Bourbon et d'Auvergne, de Monseigneur d'Albreict, François Monseigneur de Bourbon, Monseigneur le Prince de Tallemont,
Monseigneur d'Orval, Monseigneur le Conte de Maulévrier Grant
Seneschal de Normandie, Monseigneur le Marchal de Trévoulse,
Monseigneur de Clersy, chevalier du pays de Caulx, Longuemare,
Manteville, et aultres plusieurs Nobles homs, a esté faict, créé, et en
notre présence receu la collée et coup d'espée de Chevallerie Nicolas

---

(a) Copie collationnée sur l'original le 30 janvier 1579.
(b) Sur cet aveu, voyez plus bas l'article de Bertrand de Roussel au Ve degré.
(c) Copie collationnée sur l'original le 30 janvier 1579.
(d) Original. (e) Original.

Roussel, seigneur de *Godarville en Caulx, par la main dudit* Seigneur ; et à celuy a présenté l'espée le Seigneur d'Aubigny. Et en
tesmoignage de ce appellés et présens come Roys d'armes, a luy val-
loir, et en perpétuel mémoire avons signé ses présentes lesdits jour
et an que dessus. Signé, Normendie, et Bretaigne Roy d'armes. » Nicolas Roussel donna a fieffe les 25 janvier (*) 1485 vieux style, 2 octobre (*) 1515 et 20 avril (*) 1518, quelque pièces de terre à divers
particuliers, et reçut les 2 octobre (a) 1492 et 2 juillet (b) 1493, les
aveux de plusieurs autres pour les héritages qu'ils tenaient de lui ;
dans ces deux derniers actes il est appellé Noble homme Nicolas
Roussel, Ecuyer, Seigneur de Godarville ; mais ayant été fait Chevalier en 1514, comme on l'a dit plus haut, il en prit depuis la qualité dans les actes qu'il passa ; et il l'a bien expressément dans un
aveu du 7 May (c) 1520 où il est nommé de Roussel pour la première
fois. Il mourut aussi bien que sa femme avant le 17 juillet (d) 1521
et laissa de son mariage avec Guillemette d'Ellebeuf, deux enfants
Du moins est-il certain que l'aîné de ceux-ci (e) en était issu. Ces
enfants étaient

5. GUILLAUME DE ROUSSEL qui suit,

Et

5. JEANNE DE ROUSSEL, mariée avant le 20 février (f) 1526, vieux
style, avec Guillaume Ayeul, Ecuyer, Seigneur de Martinbosc, de la
paroisse de Breteville.

On trouve un

PIERRE DE ROUSSEL, qualifié Noble et discrètte personne, prêtre,
curé d'Avremenil, dans un acte du 21 juin (g) 1538, et mort avant
le 8 septembre (h) 1561.

(*) Cet acte est énoncé dans un inventaire de titres produits en 1667, devant l'intendant
de Rouen, par Adrien de Roussel auteur du Xᵉ degré de la première branche, et par six de
ses parents. Les actes dont on n'a pu avoir connaissance qu'au moyen de cet inventaire qui
a été représenté en original, seront marqués par une étoile dans cet article.
(a) Original. (b) Original. (c) Original. (d) Original. (e) Voyez son article.
(f) Prouvé par une quittance originale du même jour, qui porte que Jeanne était fille de
Nicolas, mais qui ne nomme pas sa mère.
(g) Cet acte est énoncé dans un autre du 8 septembre 1561, produit en original.
(h) Original.

V° DEGRÉ

GUILLAUME DE ROUSSEL, écuyer, Seigneur de Godarville, d'Ecroville, d'Avremenil, de la Gaillarde, d'Ecrainville en partie, et du fief de l'Esprevier, fit dresser le 17 juillet (a) 1521, l'enquête ou procès-verbal d'audition de témoins dont on a parlé dans le préliminaire de cette généalogie ; et l'un de ces témoins déposa qu'il jouissait propriétairement dudit fief, Terre et Seigneurie de Godarville, comme étant au droit de la défunte damoiselle sa mère, qu'il l'avait vu résider en sa maison et Seigneurie de Godarville, vivant Noblement, suivant le Ban et Arriereban du Roy comme les autres Nobles, et qu'il était réputé de Noble Maison et lignée. Il rendit aveu au Roi en la Chambre des Comptes de Paris, le premier Mars de la même année (b) 1521, c'est-à-dire 1522, pour le plein fief de Haubert de Godarville qu'il tenait de feuë damoiselle Guillemette d'Ellebeuf, sa mère, et pour d'autres fiefs qui en relevaient ; et reçut lui-même les 21 juillet (c) 1531. 2 juillet (d) 1547. 6 juillet (*) 1558. 15 mai ou mars (e) 1560 et 8 juillet (*) 1563, les aveux de divers particuliers pour plusieurs pièces de Terre mouvantes de la même Seigneurie de Goderville. Guillaume avait servi sous le commandement du Maréchal de Montmorenci, aux termes d'un certificat qu'il reçut de Guillaume Gouffier, sieur de Bonnivet, amiral de France, et Lieutenant Général du Roi en Italie, daté de Biagras le 19 décembre (f) 1523, il mourut avant le 8 avril (g) après Pâques 1564. Le nom de sa femme est ignoré ; mais on lui connaît deux ou trois enfants.

6. BERTRAND DE ROUSSEL, Ecuyer, Prêtre, Seigneur et Patron de Godarville, d'Avreménil en partie, de Croisville ou d'Ecroville, d'Ecrainville, et du fief de l'Espervier (h) situé en la paroisse de Saussemarre, rendit aveu (i) au Roi le 8 avril 1564, après Pâques en la

---

(a) Original. (b) Copie collationnée sur l'original le 30 janvier 1579. (c) Original. (d) Original. (e) Original.

(f) Ce certificat est énoncé dans une ordonnance des Commissaires députés sur le fait des francs-fiefs du 14 mars 1580, produite en original, et dont on va parler dans l'article de Bertrand de Roussel. (g) Copie collationnée sur l'original en 1573. (h) Toutes ces qualités lui sont données dans les articles du mariage de Jean de Roussel, son frère, datés du 3 septembre 1563, et dont on a produit la minute même. (i) Dans une information faite en novembre et en décembre 1586 pour la vérification d'un aveu semblable, daté du 14 août de la même année 1586 et de laquelle on a produit le procès-verbal en original, le curé de Vatetot-sur-Beaumont déclara « qu'il connaissait les Seigneurs de Godarville depuis plus de quarante « ans. Qu'ils avaient droit, à cause de leur fief et Seigneurie de Godarville, de présenter à « la Cure du lieu et qu'il les avait vus user de ce droit tant envers Bertrand de Roussel

chambre des comptes de Paris (*a*) pour la Terre de Godarville qu'il tenait à droit successif de feu Guillaume de Roussel, Ecuyer, son pè re ; et dans une Sentence rendue aux Assises de Montivillier, le mardi 13 juin (*b*) 1564, il est appelé Noble et discrète personne Maître Bertrand de Roussel, Seigneur et Patron de Godarville, fils aîné et héritier de feu Noble homme Guillaume de Roussel, Seigneur du dit lieu de Godarville. Il est marqué dans l'aveu de l'an 1564, comme dans les précédents et les suivants, qu'il y a quatre fiefs mouvants de la Seigneurie de Godarville, savoir : 1° le demi-fief de Pierrefique, assis en la paroisse de Pierrefique ; 2° le demi-fief des Castelets, assis en la même paroisse ; 3° le quart de fief de la Porte, assis en la paroisse d'Ecrainville ; 4° le huitième de fief de la Gail-- larde, dont le Chef-mois est assis en la paroisse de la Gaillarde ; tous ces fiefs ayant droit de Basse-Justice. Et suivant le même aveu, auquel tous les autres se sont conformés jusque vers le milieu du dix-septième siècle, le fief de Godarville a droit de présenter à la Cure du dit lieu. Bertrand était, le 22 Novembre (*c*) 1566, Curé de cette même paroisse, et Chapelain de la Chapelle de musique du Roi. Il mourut avant le 10 août (*d*) 1586.

6. JEAN DE ROUSSEL suit.

Et

FRANÇOISE DE ROUSSEL paraît avoir été fille de Guillaume de Roussel, Seigneur de Godarville, lequel par le contrat de mariage de cette fille accordé le 19 janvier 1533, vieux style, avec Noble homme JULIEN d'ELIN, sieur de Bosc-Mauger, lui promit pour son droit la somme de 600 livres.

« dernier possesseur de la Cure, qu'envers son prédécesseur. » L'auteur de la description de la Haute-Normandie, qui avait lu l'aveu de l'an 1564 à la Chambre des Comptes de Paris, puisqu'il le cite dans son premier tome, page 492, observe qu'il est contredit par les Pouillez, suivant lesquels le droit de présenter à la cure de Godarville appartient à l'abbaye de Fécamp, ce qui est vrai aujourd'hui, comme on l'observera dans l'article d'Adrien au X° degré de la première branche. Cependant ce même auteur dans le dénombrement qu'il a donné page 462 des Cures dépendantes de l'Abbaye de Fécamp n'a pas nommé celle de Godarville. Sans doute qu'il ne faisait alors attention qu'aux anciens Pouillez de ce Monastère, c'est-à-dire à ceux qui furent dressés avant que le patronage de cette Cure fut donné à l'Abbaye.

(*a*) Copie collationnée sur l'original en 1573. (*b*) Original. (*c*) Original. (*d*) Original.

VIᵉ DEGRÉ

JEAN DE ROUSSEL, Ecuyer, Seigneur châtelain et Patron de Godarville, de Crosville, de la Motte, de la Porte, de la Gaillarde,
d'Avreménil, de l'Espervier, et d'Ecrainville en partie, appelé Noble
homme Jean de Roussel, Seigneur de Crosville, fils puisné de Noble
homme Guillaume de Roussel, Seigneur de Godarville, dans un acte
du 8 septembre (a) 1561, était capitaine de la ville de Fécamp, lorsqu'il fit au Roi, au nom de Bertrand de Roussel son frère, le 5 février (b) 1563, vieux style, en la Chambre des Comptes de Paris, les
foi et hommage que celui-ci devait à cause de son fief et seigneurie
de Godarville ; et encore lorsque le Roi l'exempta par lettres du 22
novembre (c) 1566, du service du Ban et Arriereban, vers le même
(d) temps il reçut une Commission (e) du sieur de la Mailleraie, chevalier de l'Ordre du Roi, Vice-Amiral de France, Lieutenant Général au Gouvernement de Normandie, en l'absence du duc de Bouillon, « pour faire mettre en armes les hommes du plat-pays de la Vi-
« comté de Montivillier quand l'occasion s'en présenterait, et les faire
« marcher ou besoin serait pour la défense du dit pays. » Il fut inquiété dans la suite, à l'occasion des francs-fiefs et nouveaux ac-
quets, dont on prétendit lui faire payer les droits ; le fief de Godarville fut même saisi à ce sujet en (f) 1578 ou 1579 : mais par ordonnance du 14 mars (g) 1580, les commissaires députés pour la re-
cherche de ces droits, après avoir vu les titres justificatifs de la No-

(a) Original.

(b) Cet acte de foi et hommage est énoncé dans l'Ordonnance des Commissaires députés sur le fait des Francs-Fiefs du 14 mars 1580, produite en original, et il y est dit qu'il avait été représenté devant ces Commissaires par copie collationnée sur l'original.

(c) Original.

(d) Robert de la Mark, Duc de Bouillon, nommé Lieutenant Général au Gouver-nement de Normandie, présenta ses lettres au Parlement en 1552 et en 1556, pour y être en-registrées tant pour lui que pour son fils ; et elles le furent avec quelques modifications. Lorsque le Roi, par Lettres Patentes du 1ᵉʳ juin 1575, partagea la Normandie entre trois Gouverneurs en chef, le premier pour les Bailliages de Rouen et d'Evreux, le second pour les Bailliages de Caux et de Gisors, le troisième pour ceux de Caen, du Cotentin et du duché d'Alençon, Jean de Moy, sieur de la Mailleraie, ci-devant Lieutenant Général au Gouverne-ment de Normandie, fut établi par autres Lettres Patentes du même jour premier juin 1575 Gouverneur pour les Bailliages de Caux et de Gisors. Tous ces faits et toutes ces dates sont tirés des Registres du Parlement de Rouen, et peuvent servir à déterminer à peu près le temps de la Commission de Jean Roussel, qui n'est point datée.

(e) Cette Commission est énoncée dans l'Ordonnance des Commissaires députés sur le fait des Francs-Fiefs du 14 mars 1580, produite en original.

(f) Prouvé par la signification originale de cette saisie datée du 13 janvier 1579.

(g) Original.

blesse depuis 1483, l'en déclara exempt, et lui donna main-levée de la Terre de Godarville. Le 21 juin (a) 1586, fit hommage au Roi en la Chambre des Comptes de Normandie pour la Terre et Seigneurie de Godarville ; en rendit aveu le 10 août (b) suivant ; et dans cet aveu il prit la qualité de Seigneur Chatelain et Patron de Godarville. Il reçut le 21 octobre (*) de la même année le 11 (c) et le 18 juillet (*) 1589, le 23 décembre (d) 1592 et le 27 juillet (*) 1593, les aveux de plusieurs particuliers pour quelques pièces de terre situées au même lieu. Son mariage avait été accordé par articles du 3 septembre (e) 1563, avec Demoiselle Isabeau des Marquets, veuve de Noble homme Louis Davy, Seigneur de la Palleterie, fille de Noble homme Nicolas des Marquets, Seigneur de la Rivière, de Frénel, et de Saint-Etienne le vieux, et de Demoiselle Marie le Febvre ; et en faveur de cette alliance Bertrand de Roussel, son frère aîné, en le reconnaissant pour son vrai héritier, lui avait donné en avancement de sa succession la propriété de la moitié de tous ses héritages et rentes. Il vivait encore le 5 janvier (f) 1594 ; mais il mourut laissant sa femme veuve, avant le 3 octobre (*) 1596 et eut de son mariage cinq enfants, savoir

7. CHARLES DE ROUSSEL qui suit,

7. ADRIEN DE ROUSSEL
7. TANNEGUI DE ROUSSEL
7. FRANÇOIS DE ROUSSEL.

Chefs des seconde, troisième et quatrième branches.

Et :

7. FRANÇOISE DE ROUSSEL laquelle étant devenu veuve (g) de Noble homme Pierre le Peletier, sieur de la Motte, épousa par contrat du 25 octobre (h) 1598. Noble homme François Langlois, Seigneur d'Escalles, fils unique et présomptif héritier de Noble homme Cleriadus Langlois, seigneur de Beauvais, et de demoiselle Antoinette le Monnier sa femme. Dans ce contrat elle est dite fille aînée de feu

---

(a) Original.
(b) Original.
(c) Original.
(d) Original.
(e) Minute.
(f) Minute.
(g) Prouvé par le Contrat de son second mariage produit en original.
(h) Original.

Noble homme Jean de Roussel, Sieur et Châtelain de Goderville, et de demoiselle Isabeau des Marquestz, sa veuve.

VII⁰ DEGRÉ

CHARLES DE ROUSSEL I, du nom, écuyer, Seigneur Châtelain et Patron (a) de Godarville, de Crosville, de la Porte, de la Gaillarde, etc., fit hommage au Roi de sa terre de Godarville, le 24 avril (b) 1599, en la Chambre des Comptes de Normandie ; et en rendit aveu le 4 juillet (c) 1607 ; cet aveu cacheté du cachet de ses armes qui représentent un écu pallé et un chef de..... chargé de trois Merlettes d'..... Il reçut seul les 13 mars (*) et 22 juillet (*) 1603, 23 juin (*) 1611, 3 juillet (*) 1614 et 10 juillet (*) 1615 ; ensuite conjointement avec Charles II du nom, son fils, les 8 juillet (*) 1626 et 6 juillet (d) (1627), les aveux de différents particuliers pour divers héritages sis à Godarville. Enfin, le père et le fils transigèrent le 20 janvier (e) 1630, avec Anne de Monchy, beau-frère de ce dernier. Charles I ne vivait plus le 15 novembre (f) 1638. Son mariage avait été accordé par articles sous-seings privés le 5 janvier (g) 1594, avec Demoiselle Madelène de la Motte, fille unique et héritière de Messire Charles de la Motte, chevalier de l'Ordre du Roi, Seigneur de Vimont de Quiévrecourt, d'Esclavelles et de Sainte-Geneviève, et de noble dame Charlotte de Monchy, sa femme ; et dans cet acte il est appelé Charles de Roussel, Ecuyer, Seigneur de Crosville, fils aîné héritier de Jean de Roussel, Ecuyer, Seigneur châtelain et Patron de Godarville, etc. et de Demoiselle Isabeau des Marquetz sa femme. De ce mariage naquirent un fils et une fille, savoir :

8. CHARLES DE ROUSSEL qui suit,

Et :

8. ANGÉLIQUE DE ROUSSEL, mariée par contrat du 2 septembre

(a) Il nomma à cette Cure, en 1603, et l'Archevêque de Rouen lui en donna le 15 avril de la même année un certificat énoncé dans un procès-verbal original fait le 16 Juillet 1641 pour la vérification d'un aveu rendu le 22 juin 1640 par Charles II son fils.
(b) Original.
(c) Original.
(d) Original.
(e) Original.
(f) Prouvé par un Arrêt rendu en la Chambre des Comptes de Rouen, le 22 juin 1640 et produit en original. (g) Minute.

1618, (a) avec Anne de Monchy, chevalier, Seigneur et Baron de Vîmes, fils aîné de Gédéon de Monchy, chevalier, Seigneur de Senarpont, et de Noble dame Christine de Vieuxpont, sa femme. Dans ce contrat, Angélique est dite fille de Charles de Roussel, Seigneur et Châtelain de Goderville, et de Noble Dame Madelène de la Motte sa femme.

VIIIe DEGRÉ

CHARLES DE ROUSSEL II, du nom, écuyer, Seigneur Châtelain et Patron de Godarville, d'Esclavelles de Quiévrecourt, de Prestreval, de Mesmoulins, de Baigneville, de Carville, et de Tourville, présent au contrat de mariage d'Angélique, sa sœur, en date du 2 septembre (b) 1618, où il est appelé fils unique et héritier de Charles de Roussel, Seigneur et Châtelain de Godarville, et de Madelène de la Motte sa femme, se rendit à Gisors, le 3 août 1635 et à Aumale, le 25 juillet 1636, en équipage d'armes et de chevaux, à l'assemblée de la Noblesse volontaire de Normandie, pour le service du Roi ; et les certificats qu'il en reçut les 10 octobre (c) 1635 et 20 octobre (d) 1636, prouvent qu'il y avait bien et fidèlement servi Sa Majesté dans son armée, tant en Lorraine qu'en Picardie. Il fit hommage au Roi en la Chambre des Comptes de Rouen, le 15 novembre (e) 1638, pour la terre et Seigneurie de Godarville, qui lui appartenait à droit successif de Charles de Roussel, Ecuyer, son père ; en rendit aveu le 22 juin (f) 1640 et servit en Flandre en (g) 1645, auprès du Maréchal de Gassion. Mais les infirmités dont il fut attaqué dans la suite, obligèrent sa famille de lui faire donner par sentence du 10 mars (h)

(a) Original. On date à tort ce contrat du 2 février dans l'histoire des Grands Officiers de la Couronne, tome VII, page 562, où la généalogie de la Maison de Monchy se trouve à l'occasion de Charles de Monchy, Marquis d'Hocquincourt, Maréchal de France, mort en 1658. Les auteurs de cette Histoire se sont encore trompés en écrivant Roussel pour de Roussel.

(b) Original.

(c) Original.

(d) Original.

(e) Prouvé par un arrêt de la Chambre des Comptes de Normandie du 22 Juin 1640 et produit en original.

(f) Original.

(g) Le certificat donné par le Maréchal même et produit en original, est daté simplement du Camp devant Lens, sans date d'année ; mais c'en est assez puisque Lens fut pris le 17 Octobre 1645.

(h) Prouvé par les articles de mariage de Marie, sa fille, du 16 Août 1654, produits en original.

1653 sa femme et son fils aîné pour curateurs. Il avait épousé par contrat du 6 février (*) 1621, Demoiselle Anne de Cauquigny, fille d'Adrien de Cauquigny, Ecuyer Seigneur de Ganseville et héritière (a) de Noble Demoiselle Diane le Grand, sa mère. Il vivait encore le 16 août (b) 1658. Sa femme qui lui survécut longtemps, et qui après la mort de Pierre Roussel, son fils puisné, obtint la Garde-Noble de son petit-fils Adrien, fils de Charles de Roussel III, du nom, son fils aîné, par lettres du 31 août (c) 1665, reçut le 7 août (a) 1672 au nom du même Adrien, l'aveu de quelques particuliers pour plusieurs héritages situés à Godarville, et vivait encore le 29 mars (e) 1680. De leur mariage naquirent quatre enfants.

9. Charles de ROUSSEL suit.

9. Pierre de ROUSSEL, écuyer, Seigneur de Mesmoulins, de Baigneville et de Carville, eut ces trois terres pour son lot par le partage du 31 octobre (f) 1655, dont il sera parlé dans l'article de son frère ; vivait encore le 3 juin (g) 1665, et mourut avant le 31 août (août (g) de la même année.

9. Marie de ROUSSEL fut accordée en mariage par articles sous seings privés le 16 août (i) 1654, avec Jacques de Sorel, Ecuyer, Seigneur de Pidasne, du Filleul et de Foville en partie, fils et héritier de René de Sorel, Ecuyer, sieur de Pidasne, et de demoiselle Elisabeth Fargerel, sa femme. Elle est dite dans cet acte, fille de Charles de Roussel, Seigneur Châtelain et Patron de Godarville, etc. et d'Anne de Cauquigny, sa femme.

Et :

9. Adrienne de ROUSSEL épousa, suivant les articles de son mariage accordés sous seings privés le 4 avril (k) 1655, Charles Barbey, Ecuyer, sieur de Bosroger, Sénéchal de Fécamp, fils puisné de Pierre

(a) Prouvé par sentence du 28 janvier 1626 produite en original.
(b) Original.
(c) Original.
(d) Original.
(e) Minute.
(f) Original.
(g) Original.
(h) Original.
(i) Original.
(k) Original.

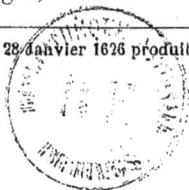

Barbey, Ecuyer, ancien Vicomte de Fécamp et Lieutenant-Général
en l'élection de Montivillier, et de demoiselle Suzanne de Morant, sa
femme. Dans cet acte elle est appelée fille puisnée de Charles de
Roussel, Seigneur (a) Baron, Patron et Châtelain de Godarville, etc.
et Noble Dame Anne de Cauquigny, sa femme. Elle se maria en se-
condes noces par contrat du 18 novembre (b) 1659, avec Joseph
Thorel, Ecuyer, Seigneur de Saint-Martin et de Maisons, fils aîné de
Guillaume Thorel, Ecuyer, Seigneur de Saint-Martin et de Madeleine d'Amerval, sa femme. Un ancien mémoire de famille ajoute
qu'Adrienne de Roussel, épousa depuis, André de Fautereau, Seigneur de la Mare et d'Eteinhus.

IX° DEGRÉ

CHARLES DE ROUSSEL III, du nom, écuyer, Baron et Patron de
Goderville (c), Seigneur de Tourville, de Prestreval, etc., obtint du
vivant au mois de mars (d) 1651, des lettres patentes en forme de
Charte, par lesquelles le Roi érigea les terres, fiefs et seigneuries de
Goderville et ses dépendances, de Prestreval, de Baigneville, de Carville et de Mesmoulins, toutes terres mouvantes de Sa Majesté, à
cause de sa châtellenie et Vicomté de (e) Montivillier, en titre et dignité de Baronnie, avec haute, moyenne et basse justice, sous le
nom de Goderville, en considération des services que lui et ses père

---

(a) On verra dans l'article de Charles III, fils de ce Charles, la raison de cette qualité de Baron.

(b) Ce contrat est énoncé dans un inventaire de titres de la famille de Thorel, dressé vers l'an 1730 et non signé.

(c) On a remarqué à la page 2 de cette généalogie, note c, que les titres anciens et nouveaux portaient indifféremment Godarville et Goderville. Depuis ce Charles, le dernier de ces noms a été employé plus communément, et c'est celui que cette Terre a dans les lettres patentes de 1651 dont on va parler.

(d) Original. Ces lettres qui furent enregistrées au Parlement de Rouen le 21 mars 1652 ne se trouvent point à la Chambre des Comptes de la même ville, où elles ont échappé à la diligence de l'auteur de la description de la Haute-Normandie, puisque dans le dénombrement qu'il a donné tome premier, page 219, des Baronnies érigées depuis un siècle dans le pays de Caux, il ne fait aucune mention de celle de Goderville.

(e) Il y deux paroisses du nom de Carville dans le pays de Caux, suivant la description de la Haute-Normandie, tome premier, pages 388 et 389, savoir Carville-sur-la-Forestière et Carville-Pot-de-Fer ; et ni l'un ni l'autre ne sont de la Vicomté de Montivillier. Le premier est de la Vicomté de Caudebec, et le second, de la Vicomté de Cani, démembrée de celle de Caudebec. Mais la Terre ou le fief de Carville dont il s'agit ici, n'est point une Paroisse, c'est un Fief situé dans l'étendue de la paroisse de Baigneville, proche Fécamp et de l'élection de Montivillier. Dans une sentence rendue à Ecouis le mercredi 3 Juin 1665 et produite en original, il est dit que Pierre de Roussel, frère de Charles III, demeurait alors en son Manoir Seigneurial de Carville, Paroisse de Baigneville.

et ayeux avaient rendus à Sa Majesté et aux Rois ses prédécesseurs dans les armées de Lorraine, Normandie, Picardie, et autres occasions et emplois où ils s'étaient signalés, et si fidèlement et généreusement comportés qu'ils y avaient acquis grande gloire et réputation ; spécialement Nicolas Roussel, Sieur dudit Goderville, quadriayeul de l'Exposant, qui reçut de la main propre du Roi François I., l'honneur et l'accolade de Chevalerie dans la ville de Paris, en son palais, et en présence du Connétable et des Princes, Seigneurs et Grands de la Cour. Ces Lettres qui furent régistrées au Parlement de Rouen, le 21 mars 1652, seront imprimées en entier à la fin de cette généalogie. Charles ayant partagé le 31 octobre (a) 1655, avec Pierre son frère puisné, les biens immeubles de leurs père et mère qui les leur avaient cédés par son contrat de mariage, en prit les deux tiers, et eut pour son lot la Terre, Baronnie et Châtellenie de Goderville, le manoir seigneurial de Prestreval, etc. Il avait été accordé en mariage par articles arrêtés sous seings privés, le 13 août (b) de la même année avec demoiselle Susanne Martel, fille d'Adrien Martel, Ecuyer, Seigneur d'Emaleville, etc., et de dame Roberde-Catherine de Mouy, sa femme ; et il mourut avant le 18 juillet (c) 1658, jour auquel sa veuve, qui était alors enceinte, obtint la Garde-Noble de leurs enfants mineurs. Elle épousa depuis Thomas Paumier, Ecuyer, Seigneur de la Bucaille, de Boisberenger, de Prestreval, etc., Conseiller au Parlement de Rouen, avec lequel elle vivait le 29 mars (d) 1680. On ignore les noms des premiers enfants de son premier lit, qui étaient le 13 mai (*) 1666, sous la tutelle de Charles de Roussel, Seigneur de Freuleville, cousin issu de germain de leur père. On ne connaît que le dernier nommé.

10. ADRIEN DE ROUSSEL qui suit.

Xᵉ DEGRÉ

ADRIEN DE ROUSSEL, écuyer, Baron et Patron honoraire de Goderville, Seigneur de Mesmoulins, de Tourville, etc., naquit pos-

---

(a) Original.
(b) Expédition délivrée le 29 janvier 1741 par deux notaires de Rouen sur la minute demeurée aux archives des notaires de la même ville sous la voûte du palais. Cette expédition légalisée.
(c) Original.
(d) Prouvé par les articles du mariage d'Adrien son fils, datés du même jour, et produits en minutes.

thume avant le 16 août (*a*) 1658 et fut mis sous la tutelle de Pierre
de Roussel, Seigneur de Mesmoulins, son oncle, qui eut aussɪ sa
Garde-Noble, laquelle après la mort de celui-ci fut donnée à Anne
de Cauquigny, son ayeule paternelle, le 31 août (*b*) 1665. Adrien et
six de ses parents, tous fils ou petits-fils des frères de Charles de
Roussel I, du nom de son bisayeul, représentèrent devant M. Barrin
de la Gallisonnière, intendant de Rouen, les titres justificatifs de
leur noblesse. Ces six parents étaient : 1° trois petits-fils d'autre
Adrien, savoir Charles, Philippe et Adrien ; 2° un fils de Tannegui,
nommé Jean ; 3° trois fils de François, nommés Henri et Jean-Jacques. Et l'Intendant par ordonnance du 13 juillet (*c*) 1667, leur
donna acte de cette représentation ; mais Henri était mort (*d*) alors.
Adrien rendit aveu au Roi pour la terre de Goderville et pour la Châtellenie de Mesmoulins, le 15 mars (*e*) 1687 et cet aveu est conforme
aux précédents, si ce n'est que l'on y déclare que le fief de Goderville
avait autrefois droit de présenter à la cure du lieu ; mais que ce droit
ayant été aumôné dans la suite, à l'Abbaye de Fécamp, les Seigneurs
de Goderville s'étaient contentés de retenir le titre de Patrons hono-
raires de la cure. Son mariage avait été accordé par articles sous
seings privés, le 29 mars (*f*) 1680, avec demoiselle Madelène-Cécile
Poérier d'Amfreville, fille d'Adrien Poérier, Seigneur d'Amfreville, de Montore, etc., second président à mortier, au Parlement de
Normandie, et de dame Cécile d'Ambray, sa femme. De leur mariage naquit un fils, nommé :

II. Nɪcolas-Charles-Auguste de ROUSSEL qui suit.

XIᵉ DEGRÉ

II. Nɪcolas-Cɪarles-Auguste de ROUSSEL, chevalier, Baron et
Patron honoraire de Goderville, Seigneur et Patron de Mesmoulins,
de Tourville, etc., épousa par contrat du 17 mars (*g*) 1725, demoiselle Geneviève Nicole Chuppin de Montulé, fille de Nicolas Chup-

---

(*a*) Prouvé par un accord de ce jour produit en original.
(*b*) Original.
(*c*) Original.
(*d*) Voyez son Article au VIIᵉ degré de la quatrième branche.
(*e*) Original.
(*f*) Minute.
(*g*) Expédition délivrée en 1712 par un notaire de Rouen ayant la charge et pratique qui
avait reçu l'acte : Cette expédition légalisée.

pin, Ecuyer, Sieur de Montulé, et de Dame Marie-Geneviève Jolliet-
te, sa femme ; et de ce mariage sont nés quatre enfants, savoir :

XII° DEGRÉ

GABRIEL-FÉLIX alias LOUIS DE ROUSSEL, chevalier, baron de
Goderville et de Puisseguin, ondoyé à Rouen, le 20 juillet 1729 (a) et reçu page du Roi dans sa Grande Ecurie, le
1ᵉʳ avril 1743, fut capitaine de cavalerie au régiment Royal-Picardie et chevalier de St-Louis. D'après une tradition
de famille, à la suite d'un duel retentissant, il vendit son
château, sa terre de Goderville, ainsi que ses autres propriétés de
Normandie, et vint en Bordelais, où il épousa, le 10 janvier 1763, en
la chapelle du château de Salles, près Libourne, Marie-Marguerite-
Augustine de Fournel (b), fille de François-Hardoin de Fournel, seigneur d'Abzac, baron de Puisseguin et de Jeanne de Sauvanelle de
Salles (c). Par ce mariage il devint seigneur d'Abzac, donné en
échange par le duc de Richelieu à son beau-père, en 1741, et eût la
haute, moyenne et basse justice de cette paroisse. Il fut aussi Baron
de Puisseguin avec les mêmes droits sur cette paroisse que sur celle
d'Abzac (Guinodie. Histoire de Libourne, tome III, pages 288, 332,
334 et 338). Marie-Marguerite-Augustine fut enterrée à Abzac le
16 mars 1773 (régistres paroissiaux d'Abzac). Gabriel-Félix y fut
inhumé 13 ans plus tard, le 8 mai 1786. Dans les régistres paroissiaux d'Abzac où cet acte est enrégistré, il est qualifié de « Seigneur
justicier de cette paroisse ». Il laissait trois enfants. Voir XIII° degré.

12 NICOLAS DE ROUSSEL, né à Rouen, le 2 juillet 1735 (d).

12 MARIE-GENEVIÈVE-NICOLE DE ROUSSEL, née à Rouen, le 4 mai
1731 (e).

(a) Extrait baptistaire, délivré en forme en 1742 et légalisé.
(b) Fournel, famille noble et ancienne sur laquelle une généalogie sera publiée ultérieu-
rement.
(c) Mariage célébré le 10 janvier 1763 dans la chapelle du château de Sales entre Messire
de Roussel, chevalier, capitaine au Régiment de cavalerie Royal-Picardie, chevalier de St-
Louis, fils de Nicolas-Charles-Auguste de Roussel, chevalier, Sgr de Goderville, et de feue
Geneviève-Nicole Chupin de Montulé, habitant au château de Goderville en Normandie, d'une
part, et Marie-Marguerite-Augustine de Fournel, fille de feu François-Hardoin de Fournel,
chevalier, Sgr d'Abzac, baron de Puisseguin, ancien capitaine de cavalerie, chevalier de
justice de l'orde de St-Lazare, et de Jeanne-Guillaume de Salles de Laubardemont, habitant
au château d'Abzac, d'autre part. Présents : Jean-Etienne de Limousin, conseiller à la cour
des aides, Jacques Desaigues Sgr de Salles, Augustin Desaigues de Salles, capitaine dans les
gardes Lorraines, etc. (Registres paroissiaux de Libourne, folio 201).
(d) (e) Prouvé par son extrait baptistaire délivré en forme en 1743.

12 MARIE-GENEVIÈVE DE ROUSSEL, née à Rouen, le 24 décembre 1733 (a).

XIII° DEGRÉ

CHARLES-GABRIEL-FÉLIX DE ROUSSEL, chevalier, Baron de Goderville, Seigneur d'Abzac, fut baptisé à Abzac, le 20 novembre 1763, « parrain : Nicolas-Charles-Auguste de Roussel, seigneur de Goderville, Mesmoulins, son grand'père ; marraine : Marie-Gabrielle de Fournel de Salles (Régistres paroissiaux d'Abzac). Il servit comme officier de cavalerie et épousa le 23 juillet 1789 (b) Anne-Marie-Henriette-Charlotte d'Augeard de Virazel (c), fille de Jacques-Armand d'Augeard (d), chevalier, Seigneur Baron de Virazel, Marquis de Pouy, seigneur de Chancère, président à mortier au parlement de Bordeaux et de Jeanne de Sorbier de Jaure (e) contrat de mariage du 15 juillet 1789, passé devant Me Rauzan, notaire à Bordeaux). Il émigra au moment de la Révolution ; il partit un dimanche, après la messe, en laissant son château d'Abzac tout ouvert pour ne pas

(a) Prouvé par son extrait baptistaire délivré en forme en 1743

(b) Le 23 juillet 1789, mariage entre haut et puissant Seigneur Messire Charles-Gabriel-Félix de Roussel, chevalier et baron de Goderville, Seigneur d'Abzac, ancien officier au régiment de Royal Champagne Cavalerie, habitant de la paroisse d'Abzac, fils légitime de deffunts Messire Anonyme de Roussel, chevalier, baron de Goderville, capitaine de cavalerie au régiment de Royal-Picardie, et dame Marie-Augustine de Fournel, d'une part ; et Anne-Marie-Henriette d'Augeard de Virazel, demoiselle habitant cette paroisse au couvent de la Visitation, fille de haut et puissant Seigneur Messire Jacques-Armand-Henry d'Augeard, chevalier baron de Virazel, conseiller du roi en tous ses conseils, président à mortier au Parlement de Bordeaux, et de dame Jeanne de Sorbier de Jaure, d'autre part. En présence de Jacques-Armand-Henry d'Augeard de Virazel, habitant son hôtel de la rue du Ha, père de l'épouse, de Jean-Charles d'Augeard, chevalier, conseiller du Roy en tous ses conseils et président à mortier au Parlement de Bordeaux, de Messire Auguste Desaigues de Sales, chevalier, oncle de l'époux, et de Messire de Rouiller, vicaire de Ste Eulalie. On signé : Basterot, pour avoir fait le mariage ; le chevalier de Goderville, frère ; Dijon de Solminiac ; Basterot de Ségur ; d'Augeard de Virazel, épouse ; d'Augeard, fils ; d'Augeard, oncle ; d'Augeard de Virazel, père ; Pradel d'Augeard ; Desaigues de Sales ; d'Augeard de Basterot ; de Pelet d'Anglade ; d'Augeard de Sauveterre ; F. de Fournel ; Fournel de Salles ; le baron de Bomale ; Sorbier de Jaure, fils ; de Laubardemont ; Catherine de Goderville ; Gabrielle de Salles ; Claire de Rabar : le chevalier de Pelet d'Anglade ; Joséphine de Ségur ; Gabrielle de Ségur ; de Guibert. (Registres paroissiaux de l'église St-André de Bordeaux).

(c) Le dictionnaire de la noblesse de la Chesnaye-Desbois a publié une généalogie de cette famille qui sera prochainement complétée et reproduite.

(d) Jacques-Armand d'Augeard avait une sœur, Marie, mariée à Gabriel Barthélemy de Basterot, conseiller au Parlement de Bordeaux, qui eût une fille, Catherine, mariée en 1770 au comte Joseph de Ségur, vicomte de Cabanac, maréchal de camp, lequel eût entre autres enfants deux filles, mariées l'une au marquis de Verthamon, l'autre à M. de Bellot, cette dernière eût une fille qui épousa le comte du Pavillon d'où nombreuse descendance.

(e) Jeanne de Sorbier de Jaure devenue veuve épousa M. de Marans et veuve une seconde fois, mourut à Bordeaux en janvier 1841.

donner l'éveil. Grâce à cette ruse, il ne fut pas inquiété et put ga-
gner l'Allemagne avec les siens. On le trouve en mai 1792, à Bonn,
où naquit sa seconde fille. Après son départ, le château, la terre
d'Abzac et plusieurs domaines qui lui appartenaient à Sablon et à
St-Denis-de-Piles, furent vendus comme biens nationaux. « En
1794, le représentant Romme, envoyé à Libourne par la Convention,
s'établit au château d'Abzac et voulut y établir une fonderie de ca-
nons. Il fit transporter quantité de vieux fer dont il avait fait la ré-
quisition dans le district de Libourne, mais les événements ne lui
permirent pas d'exécuter son entreprise. » (Guinodie, Histoire de Libourne, tome III, page 338). Charles-Gabriel-Félix dût rentrer en
France, aussitôt après l'amnistie d'avril 1802 ; au mois de novembre de cette même année, il était au château de Virazel, conservé
par son beau-père qui n'avait pas émigré, et il signait sur les registres de la mairie de Virazel, l'acte de naissance de sa troisième fille.
(Etat-civil de Virazel). Il ne put jamais rentrer en possession de son
château et de sa terre d'Abzac, passés en d'autres mains. Il en fut,
on le comprend facilement, profondément affecté. Un de ses amis
lui ayant demandé s'il verrait quelque inconvénient à ce qu'il ac-
quit son ancienne terre, il lui répondit : « Achetez-la si vous le vou-
lez, mais si vous le faites, je ne vous parlerai de ma vie ». L'ami,
n'insista pas, il préféra manquer peut-être une bonne affaire et con-
server l'amitié et l'estime de son compatriote. Cette conduite l'ho-
nore et quoique bien des années se soient écoulées depuis, les descendants de M. de Goderville sont toujours heureux de rappeler ce sou-
venir. Il était mort en 1822, au moment du mariage de sa
fille, Jeanne-Caroline (contrat de mariage de Jeanne-Caroline de Goderville). Sa femme vivait encore à cette époque, elle habitait Bordeaux, rue Monmigean, 14, et son
beau château de St-Selves, situé dans sa terre de St-Mo-
rillon, canton de la Brède. Elle possédait aussi un domaine
important dans les communes de Talais et de St-Vivien, arron-
dissement de Lesparre. Elle hérita de sa tante la marquise de Sauveterre, ainsi que sa sœur la marquise de la Gervaisais (a) et partagea avec cette dernière la terre, connue en Gascogne sous le nom de

---

(a) Contrat de mariage de Jeanne-Caroline de Goderville.

Marquisat de Pouy-Roquelaure, qui leur venait de leur père. Elle eût pour sa part la terre et le château de Roquelaure. La marquise de la Gervaisais eût l'autre moitié qui comprenait le château de Pouy (a). Elle est morte à Bordeaux, en janvier 1847. De cette union étaient nées trois filles qui furent les dernières survivantes de cette famille (Voir XIV° Degré). Les miniatures de Charles-Gabriel-Félix et de sa femme, ont été reproduites dans une planche ci-jointe.

13. Guillaume-Augustin de ROUSSEL de GODERVILLE, baptisé à Abzac, le 27 juillet 1766 (Registres paroissiaux d'Abzac.)

13. Charles-Marie de ROUSSEL de GODERVILLE, baron de Puisseguin, seigneur de St-Méard, de Palais, dit le chevalier de Goderville, né à Abzac, le 23 mars 1768, (Registres paroissiaux d'Abzac), fut officier de cavalerie et émigra en Espagne, en 1792. Ses biens furent séquestrés, le château et les terres considérables (b) qui composaient la Baronnie de Puisseguin, furent vendus comme biens nationaux, le 24 Messidor an III (13 janvier 1795). A la Restauration, il rentra en France et se retira dans la maison du Tessier, ancienne métairie, dépendant du domaine de Puisseguin, qu'il avait rachetée. Il mourut sans s'être marié, le 14 juin 1823, âgé de 55 ans. Il avait demandé dans son testament, à être enterré dans une petite parcelle de terre, située derrière l'église de Puisseguin, dans l'ancien emplacement de l'oratoire du château et qui avait été oubliée dans la vente : « le seul de ses biens, disait-il, qui ne lui ait pas été pris par la Révolution. » Son désir fut exaucé. Une tombe lui fut élevée à cet endroit par son héritier M. de Guilhemanson (sources : Guinodie. Histoire de Libourne, Tome III, pages 288, 334 et 338. Léo Drouyn, La Guienne Militaire, Tome II, page 29 et archives de famille.)

13. Catherine de ROUSSEL de GODERVILLE épousa le chevalier d'Etalleville. Le 8 mai 1790, elle assista comme marraine au baptême de sa nièce Catherine-Henriette-Charlotte de Roussel de Goderville, qui devint plus tard, Madame de Guilhemanson. (Re-

---

(a) Madame Brochant de Villiers, sa fille, à qui il échut en partage, le vendit il y a quelques années à M. Bouet, marchand de biens. La Baronnie de Virazel fut aussi vendue, elle est aujourd'hui la propriété du Comte de Peyrelongue (Archives départementales du Lot-et-Garonne). (Fond Raymond).

(b) Le chevalier de Goderville avait eu pour « sa légitime » des biens estimés huit cent mille livres et dont Puisseguin était la plus grosse part.

gistres paroissiaux d'Abzac.) Elle assista aussi à Bordeaux au mariage de son frère Charles-Gabriel-Félix.

(Voir dans la planche ci-jointe, portrait de droite, la reproduction d'une de ses miniatures conservées dans la famille de Montardy.

XIVᵉ DEGRÉ

CATHERINE-HENRIETTE-CHARLOTTE DE ROUSSEL DE GODERVILLE, fut baptisée à Abzac, le 8 mai 1790, elle eût pour parrain Jacques-Armand-Henry d'Augeard, Baron de Virazel, président à mortier au parlement de Bordeaux, son grand'père, et pour marraine Catherine de Roussel de Goderville, sa tante (Régistres paroissiaux d'Abzac). Elle épousa François de Guilhemanson, fils de Charles-Adam de Guilhemanson, seigneur de Fompeyres et de St-Magne et de N.......... de Ruat, d'où descendance. Le chef actuel de la famille de Guilhemanson est M. Jean de Guilhemanson, marié à Mlle du Cor de Duprat ; il habite le château de Fompeyres, près de Castillon, Gironde.

14. JEANNE-CAROLINE DE ROUSSEL DE GODERVILLE, fut baptisée le 1ᵉʳ mai 1792, à Bonn (Allemagne) (a). Elle épousa, par contrat du 22 octobre 1822 (reçu Macaire, notaire à Bordeaux) Louis-René de Montardy de la Palurie, garde du corps de Louis XVIII, capitaine de cavalerie, fils de Joseph de Montardy, chevalier seigneur de la Palurie, garde du corps de Louis XVI, chevalier de St-Louis et de Louise de Monteil. Elle eût une fille Anne, mariée au Vicomte de Chabans, une seconde fille Louise, qui se fit carmélite et un fils Edmond chef actuel de la famille de Montardy. Elle est morte à Bordeaux, en octobre

---

(a) « L'an 1792, le premier jour du mois de mai, a été baptisée sur la paroisse de St-Rémy, première de la ville de Bonn-sur-Rhin, de l'archidiocèse de Cologne, Jeanne-Caroline, fille de haut et puissant Seigneur Messire Charles-Gabriel-Félix de Roussel, chevalier, baron de Goderville, Seigneur d'Abzac et autres lieux, officier de cavalerie au service du Roy de France, demeurant ordinairement en son château d'Abzac en Guyenne, Province de France, et de Anne-Marie-Henriette-Charlotte d'Augeard de Virazel, demoiselle son épouse. Le parrain est haut et puissant Seigneur Messire Charles-Marie de Roussel, chevalier de Goderville, baron de Puisseguin, Seigneur de St-Méard, de Palais et autres lieux, officier de cavalerie au service du Roy de France. Représenté pour cause d'absence par Pierre Cheminade. La marraine est haute et puissante dame Jeanne de Sorbier de Jaure, épouse de haut et puissant Seigneur Messire Jacques-Armand-Henry d'Augeard, chevalier, baron de Virazel, marquis de Pouy-Roquelaure et autres lieux, représentée par Jeanne Légère. » (Mairie de Bonn, 1ᵉʳ livre des naissances de la paroisse de St-Rémy).

1850 et fut inhumée le 18 du même mois dans le caveau (a) d'Augeard de Virazel, placé dans le cimetière de la Chartreuse à Bordeaux.

14. DENISE-HENRIETTE-MATHILDE DE ROUSSEL DE GODERVILLE, naquit le 23 Brumaire an XI (16 novembre 1802), au château de Virazel près de Marmande (Lot-et-Garonne), qui appartenait à son grand-père le Baron d'Augeard de Virazel (b). Elle épousa par contrat du 1er mai 1827 (reçu Macaire, notaire à Bordeaux) Louis-Marc, comte de Vassal-Sineuil, capitaine d'Etat-Major, chevalier de la légion d'honneur et de St-Louis, médaillé de Ste-Hélène, fils d'Etienne, comte de Vassal-Sineuil et de Marie Bibiane de Navarre (communiqué de la famille de Vassal-Sineuil). Sa mère lui laissa le château et la terre de Roquelaure, qui sont toujours dans la famille de Vassal-Sineuil. Elle est morte en janvier 1873 et fut inhumée le 24 du même mois, dans le caveau d'Augeard. Le comte Albert de Vassal-Sineuil et son fils Etienne, sont ses descendants.

SECONDE BRANCHE

VII° DEGRÉ

ADRIEN DE ROUSSEL, écuyer, Seigneur de Cautecôte ou Caudecôte, second fils de Jean de Roussel, seigneur de Godarville et d'Isabeau des Marquets sa femme, épousa par contrat du 18 octobre (*) 1588, demoiselle Charlotte de la Montagne, veuve de Noble homme Louis Bigot, Sieur de la Palletière et fille de Noble homme Pierre de la Montagne, Seigneur de Campadam et de demoiselle Suzanne de

---

(a) Ce caveau qui portait le n° 15 de la première série au moment de sa construction vers 1810, a été déplacé à la suite d'une convention passée entre l'administration municipale et les héritiers d'Augeard ; les corps qui y était inhumés ont été transférés, le 8 août 1900, dans un caveau neuf portant au même cimetière le n° 60 de la 47e série. (Note envoyée par la mairie de Bordeaux).

(b) Etat civil de la Mairie de Virazel.

Clazaye sa femme. Elle était veuve de lui le 14 août (*) 1594 et vivait encore le 14 août (*) 1600. Il eût de son mariage deux enfants.

8. André de ROUSSEL, écuyer, Seigneur de Caudecôte et de Freuleville, paraît dans un acte du 29 novembre (*) 1614 où on lit que par autre acte il avait vendu la Terre et Sieurie de Caudecôte pour le prix de 16.600 livres et dans cet acte Pierre de Roussel est appelé son frère puisné. Il vivait encore le 21 octobre (*) 1643.

Et :

8. Pierre de ROUSSEL suit.

VIII° DEGRÉ

Pierre de ROUSSEL, écuyer, Seigneur de Caudecôte, épousa par contrat ou par articles sous-seings privés du 21 janvier (*) 1621, demoiselle Jaqueline de Récusson, fille de N..... de Récusson, écuyer, sieur d'Allonville, et de demoiselle Claude Berquet, sa femme. Il a eu de son mariage quatre fils qui suivent.

IX° DEGRÉ

9. Charles de ROUSSEL, écuyer, Seigneur de Freuleville, de Sasseville, etc., passa un compromis le 3 avril (*) 1653, avec deux de ses frères, nommés Philippe et Adrien, touchant la succession de Pierre de Roussel leur père. Tous les trois joints à leur quatrième frère, nommé Pierre, transigèrent ensemble le 6 avril (*) 1656, avec Joachim, Charles de Récusson, Ecuyer. Charles était le 13 mai (*) 1666, tuteur principal des enfants sous âge de Charles de Roussel III du nom, Baron de Goderville. Voyez sur Charles de Roussel, Seigneur de Freuleville, l'article d'Adrien de Roussel au X° degré de la 1re Branche.

9. Phillippe de ROUSSEL, écuyer. ⎫
                                       ⎬ Voyez sur ces deux frères l'article d'Adrien de Roussel au X° degré de la première branche.

9. Adrien de ROUSSEL, écuyer ⎭

Et.

9. Pierre de ROUSSEL, écuyer, sur lequel voyez l'article de Charles son frère.

TROISIÈME BRANCHE

VII° DEGRÉ

TANNEGUI DE ROUSSEL, Ecuyer, Sieur de la Rivière, troisième fils de Jean de Roussel Seigneur de Godarville et d'Isabeau des Marquets sa femme, retira par clameur et marché de bourse, le vingt-et-un juin (*) 1597, un huitième de fief de Hautbert, qu'Isabeau sa mère, avait vendu le trois octobre (*) 1596 à Demoiselle Isabeau d'Herbouville. Le même jour trois octobre (*) 1596, sa mère lui avait abandonné tout le droit qu'elle pouvait prétendre à cause de son douaire sur le bien qu'il avait hérité de son père. Il rendit aveu le dix-neuf juin (*) 1635, pour quelques héritages qui lui appartenaient et épousa Demoiselle Catherine Roque, dont il eût un fils unique, nommé :

8. JEAN DE ROUSSEL qui suit.

VIII° DEGRÉ

JEAN DE ROUSSEL, Ecuyer, Seigneur de Frémont, de Hautot, de Clercy et de Bornenbusc, demeurant en son manoir seigneurial (a) de Clercy, paroisse de Bornenbusc, épousa par contrat du 11 avril (*) 1641, demoiselle Adrienne de Pelletot, fille de Charles de Pelletot, Seigneur et Patron du Tilleul, Fréfossé, etc., et de noble demoiselle Marie de Clercy sa femme ; et fut du nombre de ceux à qui l'Intendant de Rouen donna acte par Ordonnance du 13 juillet (b) 1667, de la représentation des titres justificatifs de leur noblesse, comme on l'a observé dans l'article d'Adrien de Roussel au X° degré de la première branche.

On trouve un :

FRANÇOIS DE ROUSSEL, Seigneur de Clercy, vivant en 1721 et demeurant près de Fécamp, père d'une fille unique (c) savoir :

N..... DE ROUSSEL, mariée à N..... de la Villette de Vazouis (d).

(a) Prouvé par une sentence du 3 juin 1665, produite en original.
(b) Original.
(c) (d) Mémoire domestique.

QUATRIÈME BRANCHE

VII° DEGRÉ

FRANÇOIS DE ROUSSEL, Ecuyer, sieur de St-Etienne, quatrième fils de Jean de Roussel, Seigneur de Godarville, et d'Isabeau des Marquets sa femme, demeurant en la paroisse de Gaillardbois, Bailliage de Gisors afferma le 21 mai (a) 1637, un petit héritage situé dans la paroisse de Sausseumare, et obtint le 12 novembre (b) 1641, des Commissaires nommés par le Roi main-levée du fief de Tomberelle. Il avait épousé par contrat du 3 février (c) 1610, Demoiselle Marie de Gaillardbois, fille de Georges de Gaillardbois, Ecuyer, Sieur d'Ireville et de demoiselle Catherine de Presteval sa femme, laquelle reconnut en même temps Marie sa fille, pour sa présomptive héritière ; et ils moururent l'un et l'autre avant le premier février (d) 1648. De leur mariage naquirent deux enfants.

8. HENRI DE ROUSSEL, Ecuyer, Sieur d'Ireville, capitaine au régiment de Bellebrune, obtint du Roi, en considération de ses services le premier novembre (e) 1646, la jouissance pendant la continuation de la guere, des fruits et revenus de la terre et seigneurie de Briare et des Censes de la Neuville, de Ramecourt et de Verloing, situées au baillage de Hesdin et comté de Saint-Paul, lesquelles après avoir été confisquées sur les propriétaires qui portaient alors les armes dans l'armée ennemie, avaient déjà été données par le Roi au chevalier de Bellebrune, son beau-frère. Henri épousa Demoiselle Charlotte de Joigny-Bellebrune, et en eût quelques enfants, dont celle-ci après la mort de son mari fut nommée tutrice par sentence du mercredi 3 juin (f) 1665 ; mais ces enfants sont demeurés inconnus. Un mémoire domestique (g) apprend que la postérité d'Henri était alors (**) éteinte. Voyez sur ce même Henri l'article d'Adrien de Roussel au X° degré de la première branche.

(a) Original.
(b) Original.
(c) Original.
(d) Original.
(e) Original.
(f) Original.
(g) Dressé en 1743.

Et :

8. JEAN-JACQUES DE ROUSSEL suit.

VIIIᵉ DEGRÉ

JEAN-JACQUES DE ROUSSEL, Ecuyer, Sieur de Saussemare au balliage de Caux, Vicomté de Montivillier, demeurant en la paroisse d'Ecrainville, même Vicomté, baptisé le 5 janvier (*) 1628, transigea le premier février (a) 1648, avec Henri son frère aîné, sur la succession de leurs père et mère, et eut pour sa part la terre de la Couarde, paroisse de Saussemare, contenant soixante acres de terre labourable. Il fut nommé par sentence du mercredi 3 juin (b) 1665, tuteur actionnaire des enfants mineurs d'Henri de Roussel, son frère. Voyez sur ce même Jean-Jaques l'article d'Adrien de Roussel au Xᵉ degré de la première branche. Selon un mémoire domestique (c), il épousa d'abord N..... Martel, dont il n'eut que des filles. Il fut ensuite accordé en mariage par articles sous seings privés, le 5 décembre (d) 1661, avec demoiselle Blanche Le Roux, fille de François le Roux, Ecuyer, Seigneur du (e) Heaulme, et de demoiselle Françoise de Sortimbosc sa femme. Blanche le Roux était le mardi 24 novembre (f) 1705, veuve depuis quelques années et mourut avant le 28 octobre (g) 1711. De son mariage avec Jean-Jacques de Roussel naquirent plusieurs enfants, dont trois sont connus :

9. LAURENT DE ROUSSEL suit.

9. N... DE ROUSSEL (h), Ecuyer, fut d'abord Garde de la Marine, puis Enseigne de vaisseau, ensuite capitaine d'infanterie réformé ; a demeuré longtemps à la Martinique, et est mort en 1722, revenant en France. Il n'a laissé qu'une fille qui était en Amérique en 1743.

(a) Original.
(b) Original.
(c) Dressé en 1743, par René-Louis de Roussel, petit-fils de ce Jean-Jaques.
(d) Expédition délivrée sur la minute, le 23 mars 1690, par un notaire royal, garde des minutes du notaire qui avait reçu l'acte.
(e) On présume que ce doit être le *Homme* en Vexin, qui se trouve écrit assez communément le *Heaume* ou le *Heaulme*, au lieu de le *Homme*.
(f) Copie signifiée le lendemain par un sergent.
(g) Copie signifiée le même jour, 28 Octobre 1711, par un huissier. (h) Tous les faits concernant ce N... de Roussel sont tirés d'une lettre datée du 22 Juillet 1743 et écrite de la propre main de René-Louis de Roussel, son neveu.

Et :

9. CATHERINE DE ROUSSEL vivait le 24 novembre (a) 1705.

IX° DEGRÉ

LAURENT DE ROUSSEL, Ecuyer, baptisé le 8 août (b) 1663, dans l'église de Saint-Denis d'Ecrainville, au diocèse de Rouen, n'était point encore marié lorsqu'il partit (c) en 1695, pour aller au service du Roi sur les vaisseaux du département de Brest où il mourut avant le 24 novembre (d) 1705. Il avait épousé Demoiselle Anne le Gras, qui vivait encore le 28 octobre (e) 1711 et qui en avait eu un fils, alors mineur ; ce fils fut

10. RENÉ-LOUIS DE ROUSSEL qui suit.

X° DEGRÉ

RENÉ-LOUIS DE ROUSSEL, Ecuyer, ayant été agréé par le Roi pour être employé sur la liste des Gentilshommes destinés à servir en qualité de Gardes de la Marine, il fut ordonné dans le Conseil de Marine le premier octobre (f) 1721, qu'il serait reçu dans la Compagnie du port de Brest. Il était Ayde de Port, lorsque par brevet du premier janvier (g) 1730, il fut fait Enseigne de Port ; et depuis par autre Brevet du premier may (h) 1741, il a été fait lieutenant de Port ; c'est le même rang que Lieutenant de vaisseau.

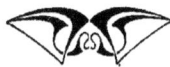

(a) Copie signifiée le lendemain par un sergent.
(b) Extrait baptistère délivré en forme le 23 mai 1695.
(c) Certificat original du Curé, écrit au bas de l'extrait baptistère de Laurent, délivré en forme le 23 Mai 1695.
(d) Copie signifiée le lendemain par un sergent.
(e) Copie signifiée le même jour 28 Octobre 1711.
(f) (g) (h) Copie collationnée sur l'original, le premier Juillet 1743, par le Contrôleur de la Marine, et certifié véritable par l'Intendant de la Marine en Bretagne.

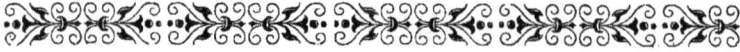

LETTRES-PATENTES

EN FORME DE CHARTE

Portant érection de la Terre et Seigneurie de Goderville en titre et dignité de Baronnie en faveur de Charles de Roussel, Seigneur et Patron de Goderville

Du Mois de Mars 1651

———

Louis, par la grâce de Dieu, Roi de France et de Navarre : a tous présens et à venir Salut. Notre cher et bien-aimé Charles de Roussel, Ecuyer Seigneur et Patron de Goderville, Nous a fait remontrer que ladite Terre et Seigneurie de Goderville, est un plein Fief de Haubert et châtellenie scize en notre Province de Normandie, relevant nuëment de Nous à cause de notre Vicomté de Montivillier, qui consiste en trois cent acres de Domaine non-fieffé et cinq cent acres ou environ de Domaine fieffé, tenus par les Sieurs de Longueil, de Fretoffay, de Saint-Etienne, Brière et autres Gentilshommes, comme aussi dépendent de ladite Terre et Châtellenie plusieurs Fiefs, scavoir un quart de Fief appellé de la Porte en la Paroisse d'Escrainville, possédé par le Sieur dudit Escrainville, consistant en soixante et dix à quatre-vingts acres de terre ; un autre Fief nommé de Pierreficque, qui est un demi Fief, avec le Patronage dudit Pierreficque, possédé par le Sieur du Thuert-Romme, duquel dépendent deux membres de Fief nommés les cattelets de teneurs de six vingts acres de terre ; et encore les Fiefs de la Gaillarde et de la Motte possédés par le Sieur d'Avremesnil, consistant en quatre-vingt acres de terre et teneure avec le Patronage alternatif dudit Avremesnil et à la dite chatellenie, droit de Marché tous

les Mardis de chacune Semaine, quatre grandes Foires par chacun
an, dont l'une se tient au jour et Fête de la Madelène, qui dure trois
jours consécutifs, et les trois autres aux jours et Fêtes de Saint Ja-
ques et Saint Christophe (a), de Saint-Maur et de la Mi-Carême (b),
droit de Police, visitation et correction sur tous Marchands venans
et repérans auxdites Foires, et encore droit de Justice sur les hommes et tenans de ladite chatellenie, droit de Patronage, droit de
coutume, droit de Verderie et Pannage en toutes les Forêts de Normandie comme les autres Verdiers et Panagers, droit de cours et
Usages, droit de deux Moulins à vent et autres, outre lesquels Domaines, Fiefs, teneurs et droits appartenans d'ancienneté à ladite
chatellenie, le dit Sieur de Goderville a depuis acquis la Terre et
Seigneurie de Prétreval, qui est un demi Fief de Haubert et Maison
forte, consistant en quatre cent acres de terre de Domaine non fieffé,
et six cent acres ou environ du Domaine fieffé, avec droit de Moulin
à vent et autres droits ; la Terre et Seigneurie de Baigneville, qui
est un huitième de Fief consistant en deux cent cinquante acres
de Domaine non fieffé et six cent acres ou environ de Domaine
non fieffé et, deux cent cinquante de Domaine fieffé, avec droit
de Moulin à eau y établi, de Garene et de Pêche à la rivière qui va
dudit Baigneville à Fescamp ; la Terre et Seigneurie de Carville,
autrefois Baronie, qui est aussi un huitième de Fief, consistant en
cent acres environs de Domaine non fieffé et en cinquante acres de
Domaine fieffé, avec droit de Moulin et Pêche en ladite rivière ; Et
encore a, le dit Sieur de Goderville, acquis la Terre et Seigneurie de
Memoullins, qui est un tiers de Fief et ancien château auquel appartient le Patronage et droit de présenter à la chapelle dudit lieu
qui tient trente acres de terre ou environ, duquel Memoullins le

---

(a) Ce doit être par erreur qu'on a mis St Christophe, c'est bien St Philippe qu'on aurait
dû mettre. La fête de St Jacques le majeur et de St Christophe est le 25 Juillet. La foire de
Ste Madeleine, dont la fête est le 22 Juillet, durait trois jours, 22, 23 et 24. Il s'ensuivrait
que dans une Seigneurie, où il y avait quatre foires par an, on aurait placé deux de ces
foires immédiatement l'une après l'autre. De plus la fête de St Jacques le mineur et de St-
Philippe tombe précisément le 1er Mai, date fixée encore actuellement pour une des foires
de Goderville. L'erreur nous semble donc manifeste.

(b) Outre le marché hebdomadaire du mardi toutes les foires ont été maintenues aux
dates de ces fêtes ou aux jours fixés précédemment, c'est-à-dire le 15 Janvier, fête de Saint-
Maur, le jour de la Mi-Carême, le 1er Mai, fêtes de St Jacques et de St Philippe, et le 22
Juillet, fête de Ste Madeleine. On y a ajouté une autre foire le 4 octobre. (Notice sur le bourg
de Goderville par Guitmeth).

Domaine non fieffé consiste en huit vingt acres ou environ et en cinq
cent acres de Domaine fieffé, et y est encore joint le Fief de Gram-
bosc à cause duquel ledit Sieur de Goderville a droit de présenter
alternativement à la cure de la paroisse de Meutheville, lesquels
Fiefs relèvent de Nous, ont droit : droit de Pêche à la dite rivière,
droit de chasse, Verderie, ban de Moulin et d'établissement d'autres Moulins, droit de treizième, de corvées, cours, usages, rentes
en deniers et en espèces, et autres droits ; toutes lesquelles Terres,
Seigneuries, Fiefs, Domaines et droits appartenans audit Sieur de Goderville tant de la succession de ses père et ayeux que de son acquêt
comme adjacentes et contigues, et le tout tenant et relevant de Nous,
il désireroit joindre annexer et unir ensemble pour en faire une
seule Terre et Seigneurie, et icelle ériger en titre de Baronie sous
ledit nom de Goderville, avec concession de haute, moyenne et basse justice, Nous requérant très humblement qu'il Nous plaise lui pour-
voir de nos Lettres sur ce nécessaires : A ces causes, désirant favora-
blement traiter ledit Sieur de Goderville en considération des services que lui et ses père et ayeux Nous ont rendus et aux Rois nos prédécesseurs en nos armées de Lorraine, Normandie, Picardie et autres occasions et emplois où ils se sont signalés et si généreusement
et fidèlement comportés qu'ils y ont acquis grande gloire et réputation, spécialement Nicolas Roussel, sieur dudit Goderville, Quadriayeul de l'Exposant, qui reçut de la main propre du Roy François I.,
l'honneur et l'accolade de chevalerie, dans la ville de Paris, en son
Palais et en présence du Conétable et de tous les Princes, Seigneurs
et Grands de sa cour, comme de tout appert par les actes, certificats
et autres pièces cy-attachées sous le contre-scel de notre chancellerie, et des services que Nous espérons encore cy-après dudit Sieur de
Goderville et de ses enfants ; de l'avis de la Reine Régente notre très
honorée Dame et mère, et de grâce spéciale, pleine puissance et autorité Royale, Nous avons toutes les dites Terres, Seigneuries, Fiefs,
Domaines, droits, circonstances et dépendances relevant de Nous,
appartenant à l'Exposant, tant de succession que d'acquêt, annexés,
incorporés et unis et iceux annexons, incorporons et unissons en
en une seule et même Terre que nous avons créée, érigée et élevée,
créons, érigeons et élevons, par ces Présentes signées de notre main,
en titre, dignité et prééminence de Baronie, sous le nom de Goder-

ville, pour en jouir et user par le dit Sieur de Goderville, pleinement, paisiblement et perpétuellement, à tels et semblables droits
d'Armes et Blasons, autorités, prérogatives, prééminences en faits
de Guere, assemblée de Noblesse et autrement, ainsi que jouissent
et ont accoutumé de jouir et user les autres Barons de Notre Royau-
me, comme s'il étoit cy-particulièrement exprimé ; Voulons et Nous
plait que ledit Sieur de Goderville et ses successeurs et ayant causes
soient tenus censés et réputés en jugement et dehors Barons de Goderville, et que tous les Vassaux de ladite Baronie soient tenus de
leur rendre cy-après leurs homages, aveus, dénombrements et re-
connaissances sous ledit titre de Baron, sans être néantmoins obli-
gés à autres charges et devoir pour raison de la présente érection
que ceux cy-devant accoutumés ; Et pour relever d'autant plus le
nom et le titre de ladite Terre, Nous y avons pour les considérations,
et de l'avis et autorité que dessus donné, octroyé et créé, donnons,
octroyons et créons par ces dites Présentes tout droit de haute, moyenne et basse justice pour doresnavant en jouir et user par ledit
Sieur de Goderville, ses dits successeurs et ayant cause, icelle exercer ou faire exercer par les Officiers nécessaires et accoutumés, Bail-
ly, Lieutenants, Procureur Fiscal, Greffier, Sergens, et autres Officiers qu'il nommera et instituera pour le service et ministère de ladite justice, et pour juger et décider de tous et chacuns les procès
des Vassaux et Justiciables de ladite Baronie, réservé les cas Royaux,
dont la connoissance appartient à nos Juges, de laquelle haute Justice les appellations ressortiront et reléveront tant en Civil que Cri-
minel en notre cour de Parlement de Rouen, en dédommageant les
Officiers qui se trouveront intéressés en la présente Erection selon
la liquidation qui en sera faite en ladite cour ; Et avons, en outre,
permis audit Sieur de Goderville, de faire bâtir Auditoire, Prisons,
Poteaux, Carquans et Fourches patibulaires à tel nombre des pil-
liers qu'il convient à haute Justice et Baronie ; et sans qu'à défaut
d'hoirs mâles, Nous ou nos Successeurs puissions prétendre aucun
droit de réunion, propriété, reversion ou possession en ladite Baronie au moyen de nos Ordonnances, faites sur les Erections de Baronie, de la rigueur desquels Nous avons, pour les causes susdites ex
cepté et réservé, exceptons et réservons la présente Erection, à la
charge qu'advenant défaut d'hoirs mâles ladite Terre retournera en

son premier titre de châtellenie ; Si donnons en mandement à nos amis et feaux conseillers les Gens tenans notre dite Cour de Parlement à Rouen et Chambre des Comptes audit lieu, et autres nos Justiciers Officiers qu'il appartiendra, que ces Présentes ils fassent lire, publier et registrer, et du contenu en icelles jouir et user pleinement, paisiblement et perpétuellement ledit Sieur de Goderville, ses hoirs successeurs et ayans cause, cessant et faisant cesser tous troubles et empêchements nonobstant lesdites Ordonnances, Chartre Normande, Réglemens et dispositions contraires, auxquelles nous avons dérogé et dérogeons par ces dites Présentes ; Car tel est notre plaisir. Et afin que ce soit chose ferme et stable à toujours, Nous avons à icelles Présentes fait apposer notre Scel, sauf en autre chose notre droit et l'autruy en toutes. Donné à Paris au mois de mars, l'an de grace 1651. Et de notre Règne le huitième (signé) Louis. (Et sur le repli) par le Roy, la Royne Régente sa mère présente, Phelypeaux (a côté dudit repli) Visa, contentor, Tardoil (Et scellées du grand Sceau de Cire verte sur lacqs de soye rouge et verte).

Régistrées es Registres de la cour au regard de la réunion des Fiefs, Terres et Sieuries mentionnées à la châtellenie de Godarville, et Erection d'icelle en Baronie, pour jouir par l'Impétrant de l'effet desdites Lettres suivant l'Arrêt de ce jour. A Rouen en Parlement, le 21 mars 1652. (Signé) Vaignon. Régistré au Greffe des Expéditions de la chancellerie de France, le 14 mars 1651 (Signé....)

Vu et vérifié par Nous conseiller du Roy en ses Conseils, juge d'Armes de France.

(Signé) d'Hozier

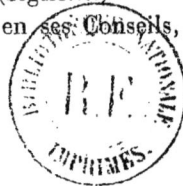

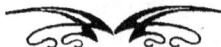

Limoges, Imp. Commerciale PERRETTE

80

www.ingramcontent.com/pod-product-compliance
Lightning Source LLC
Chambersburg PA
CBHW060504210326
41520CB00015B/4091